Die
Cholera in Polen,

auf einer Reise

durch einen Theil dieses Landes

beobachtet

von

Dr. E. Gnuschcke,

practischem Arzte zu Danzig.

Berlin, 1831.

Gedruckt und verlegt

bei G. Reimer.

Ein zufälliger Aufenthalt von einigen Wochen in mehreren Städten desjenigen Theiles von Polen, der bereits von russischen Truppen besetzt ist, hat mir Gelegenheit gegeben, die Bekanntschaft jener interessanten Krankheit zu machen, die in diesem Augenblicke das Hauptaugenmerk des medicinischen Europas ausmacht, und seit ungefähr Mitte März der russischen Armee in diese Gegenden nachgefolgt ist.

Was ich darüber meinen Landsleuten und Kunstgenossen mitzutheilen im Begriffe bin, kann nicht im entferntesten Anspruch machen, für eine gelehrte, erschöpfende Abhandlung über diese in vieler Hinsicht problematische Krankheit zu gelten. Meine Absicht geht auch nur dahin, das, was ich mit eignen Sinnen wahrnehmen und beobachten konnte, mitzutheilen, und auszusprechen, was sich mir durch unmittelbare Anschauung als Ansicht und Ueberzeugung darüber aufgedrungen hat. Indessen können diese Bemerkungen wenigstens das Interesse haben, dafs sie ein Portrait dieser, wie es scheint, nicht überall gleichgestalteten Krankheit geben, das ihr in dem Augenblicke ähnlich sieht, wo sie der östlichen Grenze Deutschlands und namentlich auch der der preufsischen Staaten in eine drohende Nähe tritt. Eben diese Rücksicht ist es, die mich ganz besonders zu unverzüglicher Mittheilung derselben bestimmt.

Nachdem die Cholera aus dem Innern Rufslands herausgetreten war, zeigte sie sich zuerst in Brzesc Litewski, einer nicht unbedeutenden Stadt am jenseitigen Ufer des Bug, wo sich eine grofse Anzahl Verwundeter angehäuft befindet, und die Cholera sich sowohl unter diesen, als den gröfstentheils aus Juden bestehenden Einwohnern stark verbreitet haben soll.

Sehr bald erschien sie aber auch in mehreren diesseits des Bug an der grofsen Strafse nach Warschau gelegenen Ortschaften, namentlich in den Städten Biala, Mydzerritz und Siedlie, und zwar, wie es scheint, in Mydzerritz früher als in dem näher an Brzesc gelegenen Biala. Das polnische Städtchen Therespol, das unmittelbar am Bug und Brzesc gerade gegenüber liegt, soll merkwürdigerweise davon verschont geblieben sein*). Späterhin hat sich die Cholera noch in mehreren Städten rechts von der grofsen Strafse, z. B. in Czechunowitz, Cyssewo und selbst schon in Lomza gezeigt; ob sie sich auch links von der Strafse gegen Lukow und Lublin verbreitet habe, ist mir nicht bekannt geworden. Dafs sie aber von der russischen Armee auch auf die polnische übergegangen sei, und in Warschau neben dem Typhus starke Verheerungen anrichte, davon haben uns die Zeitungen bereits hinlängliche Kunde gegeben.

Die Orte, in denen ich selbst Gelegenheit gefunden habe, die Krankheit zu beobachten, sind die Städte Biala, Mydzerritz und Siedlie, welche, obgleich sie viele hölzerne Häuser haben, und gröfstentheils von Juden bewohnt sind, doch zu den bessern des Landes gehören, indem sie breite, gerade Strafsen und freie, geräumige

*) Neuern Nachrichten zufolge habe ich Ursache, diese Angabe sehr zu bezweifeln.

Plätze haben. Was ihre Lage anbetrifft, so ist wenigstens die von Siedlie, das auf einer trocknen, gelind erhabenen Ebene erbaut ist, durchaus gesund. Weniger kann man dies von den beiden andern sagen, die sich beide mit einem Theil ihrer Wohnungen ganz dicht an sumpfige Flufsufer hinanziehen.

Ehe ich nun aber ein Bild der Krankheit, wie ich sie in diesen Orten gesehen habe, zu entwerfen versuche, mufs ich bemerken, wie sie auch hier in sehr verschiedener Gestalt, und mit so bedeutenden Abweichungen hinsichtlich ihrer Intensität und ihres Verlaufes erscheint, dafs man auf den ersten Blick an der innern Identität der einzelnen Formen zweifeln möchte. Ich habe Fälle gesehen, in denen sie mit so grofser Heftigkeit auftrat, und so aufserordentlich rapide verlief, dafs gar nicht alle ihre Symptome zur Entwickelung gelangten, und noch viel weniger ein Durchlaufen verschiedener Stadien bemerkbar geworden wäre. Im Gegensatze gab es andere Fälle, in denen sie so milde, und gelinde erschien, dafs wiederum nur eine gewisse Gruppe von Symptomen ausgebildet wurde, und man kaum etwas mehr als einen gewöhnlichen gastrisch-fieberhaften Zustand vor sich zu haben glaubte. Zwischen beiden liegt aber eine dritte Reihe von Fällen, die man, wie es scheint, als die mittlere, normale Form der Krankheit betrachten kann, weil sie sich in ihnen mit allen ihren Symptomen entwickelt, und zugleich eine gewisse mittlere Geschwindigkeit des Verlaufes und regelmäfsige Aufeinanderfolge der Symptome beobachtet. In dieser Gestalt habe ich sie unter Andern bei einem jungen russischen Arzte, der noch obendrein, aufser einigen Blutigeln auf den Unterleib, alle arzneiliche Hülfe verschmähte, und auf diese Weise durch Behandlung keine Störung in den natürlichen Gang der

Krankheit brachte, von ihren ersten Anfängen bis zu ihrem tödtlichen Ausgange sehr genau verfolgen können, und nach Fällen dieser Art glaube ich am besten ein allgemeines Bild der Krankheit zu zeichnen, woran sich nachher die erwähnten abweichenden Formen leicht anreihen lassen werden.

Die Kranken, die auf diese Weise von der Cholera ergriffen werden, klagen gewöhnlich zuerst über allgemeines Uebelbefinden und Mangel an Appetit, haben mitunter Schmerzen in den Füfsen und im Kopfe, gehen dabei aber herum, und versehen ihre Geschäfte wie gewöhnlich. Dieser Zustand dauert etwa einen halben, höchstens einen ganzen Tag. Dann stellen sich fieberhafte Bewegungen ein, der Puls wird beschleunigt, gereizt, mitunter sogar voll, bleibt aber gewöhnlich weich, und ist sehr oft von Anfang an klein und leer. Der Kranke hat Hitze und Durst, auch wohl Kopfschmerz, fühlt sich matt, und sucht das Bette. Seine Haut ist warm, mitunter selbst feucht, seine Zunge gelblich-weifs, gewöhnlich aber nicht bis auf die Spitze belegt, manchmal auch rein. Er hat drei bis vier wäfsrige Stühle ohne Schmerz, zuweilen schon jetzt Neigung zum Erbrechen, bricht auch wohl hin und wieder eine geringe Menge Getränk und wäfsriger Flüssigkeit aus, obgleich in der Regel das Erbrechen um einen ganzen oder halben Tag oder wenigstens um einige Stunden später als der Durchfall einzutreten pflegt.

So lange diese Symptome allein zugegen sind, nehme ich das erste Stadium der Krankheit an, das offenbar ein febrilisches genannt werden mufs, und von einem gewöhnlich gastrisch-fieberhaften Zustande, oder wenn Brechen und Laxiren schon heftiger entwickelt sind, von der sogenannten sporadischen Brechruhr keineswegs mit Bestimmtheit zu unterscheiden ist. Am folgenden Tage, oft schon früher, wird der Puls kleiner und matter, die Haut kühler und trocken, während der Kopf noch bei Manchem schwitzt. Die wäfsrigen Stühle werden häufiger, und der Kranke klagt über einen Schmerz im Unterleibe, den der Jude mit Grimmen bezeichnet, und der bei vielen sehr heftig ist, durch äufsern Druck aber gewöhnlich*) nicht gesteigert wird. Es stellt sich nun auch das Erbrechen häufiger und heftiger ein, und der Kranke bekommt Krämpfe in den Extremitäten, die vorzüglich in einem unwillkührlichen Auseinandersperren der Finger und Zehen, in einer starken Contraction der Wadenmuskeln, mitunter auch in Verdrehungen der Arme und Beine, ja selbst des ganzen Leibes bestehen, und gewöhnlich clonisch und periodisch, zuweilen aber auch tonisch und anhaltend sind. Die Stimme des Kranken bekömmt eine eigenthümliche Heiserkeit (*vox cholerica*), der Urin fängt an spärlicher ausgeschieden zu werden, und hört bald gänzlich auf zu fliefsen, ohne dafs Harnbeschwerden damit verbunden sind. Bald darauf erlischt der Puls ganz und gar, und ist mit der gröfsten Aufmerksamkeit nicht zu fühlen, die Haut wird kalt, Hände und Füfse, oft auch das Gesicht, bekommen eine dunkel blaugraue Farbe. Die Züge fan-

*) Ich kann eigentlich sagen: nie. Denn diejenigen Fälle, wo ich den Unterleib gegen äufsern Druck empfindlich gefunden habe, gehören, strenge genommen, nicht hierher, indem es solche waren, wo die eigentlichen Symptome der Cholera nicht mehr existirten, die Krankheit aber sich nicht vollkommen entschieden hatte, sondern in einen fieberhaften Zustand übergegangen war, dem höchst wahrscheinlich eine in Folge der heftigen Anstrengungen des Darmkanales entstandene Schleimhaut-Entzündung zum Grunde lag, die — wenigstens meinen Ansichten nach — bei der Cholera selbst nicht statt findet, und am allerwenigsten die *causa proxima* dieser Krankheit ausmacht.

gen an sich zu entstellen, es ist aber keine *facies Hippocratica*, wie man wohl oft gesagt hat, sondern vielmehr eine eigenthümliche *facies cholerica*, die Augen treten tiefer in ihre Höhlen zurück, bleiben aber weit geöffnet, so dafs man des Weifsen mehr als gewöhnlich sieht, und zeigen einen gewissen gläsernen Glanz, zugleich fallen die Wangen ein, an der Nase bemerkt man jedoch keine Veränderung. Das Bewufstsein bleibt ungetrübt, der Kranke spricht ohne grofse Anstrengung, antwortet auf alle Fragen, klagt über grofsen Durst, und verlangt nach kaltem Wasser, hat heftigen Schmerz im Leibe, den er oft durch lautes Schreien äufsert, vermag aber seine Glieder im Bette mit ziemlicher Freiheit der Bewegung in verschiedene Lagen zu bringen. Die Krämpfe dauern fort, die Ausleerungen hören jetzt nicht selten auf.

Diese Symptome bilden das zweite Stadium, die eigentliche Höhe der Krankheit, und erst wenn s i e sich zu entwickeln beginnen, kann man die Diagnose der wahren Cholera mit Sicherheit aussprechen.

In dem geschilderten Zustande kann der Kranke zwölf bis vier und zwanzig Stunden unverändert beharren. Es ist derselbe auch noch keineswegs völlig hoffnungslos, obgleich im höchsten Grade gefährlich. Soll es zum Tode gehen, so fängt die Respiration an, kurz und beschwerlich zu werden, der Kranke schliefst die Augen von Zeit zu Zeit, und wird soporös, antwortet aber, wenn man ihn frägt, mit Bewufstsein, streckt die Zunge aus, wenn man es verlangt, und schluckt dargereichtes Getränk ohne Beschwerde hinunter. Wenige Minuten nachher wird die Respiration unterbrochen, die Athemzüge allmählig leiser und seltener, und das Leben erlischt, oft ohne dafs man den Moment des Todes angeben kann. Es tritt auch die sonst im Augenblicke des Verscheidens gewöhnliche Veränderung der Züge nicht ein. Der Todte liegt mit geöffnetem Auge, oft mit angezogenen Beinen, zuweilen halb auf den Bauch gewendet da, und man glaubt bei dem ersten Eintritt in das Zimmer kaum eine Leiche zu sehen.

Soll sich hingegen der beschriebene Zustand in Genesung auflösen, so wird der Puls wieder fühlbar, und hebt sich allmählig, die Haut wird warm und feucht, und es entwickelt sich nach und nach eine allgemeine Transpiration, der Urin fängt wieder an zu fliefsen, manchmal nach vorausgegangenen Schmerzen in der Blase. Die Ausleerungen des Darmkanales dauern wohl noch eine Zeit lang fort, stellen sich sogar manchmal wieder ein, wenn sie vorher suspendirt gewesen waren, besonders die Diarrhoe. Oft ist der Kranke in zwei bis drei Tagen schon so weit hergestellt, dafs er das Bette verlassen, mit Appetit Speise zu sich nehmen kann, und man es ihm auf keine Weise ansieht, dafs er noch wenige Tage vorher in einem so lebensgefährlichen Zustande war. In vielen Fällen bleibt jedoch eine grofse Schwäche, Schmerz im Kopfe, in der Brust, in den Beinen, bisweilen selbst ein fieberhafter Zustand zurück, was vielleicht Folge einer nicht gehörig entwickelten oder einer gestörten Diaphorese ist, die eine vorzügliche Krise der Krankheit zu sein scheint.

Dieses ist die Gestalt der Krankheit, die ich nach dem, was ich gesehen habe, als die mittlere, gewissermafsen normale Form der dortigen Cholera betrachten mufs. Ich habe aber auch, wie gesagt, eine Menge von Individuen gesehen, bei denen sie unendlich heftiger, stürmischer und rapider verlief. Vorboten waren in solchen Fällen kaum zu bemerken. Der Kranke fing sogleich an an zu laxiren, und wenige Stunden darauf, zuweilen fast gleichzeitig, trat das Erbrechen hinzu. Statt dafs eine fieberhafte Aufregung ein erstes Stadium der Krankheit bezeichnen sollte, sank der Puls von vorne hinein, und die Haut wurde kühl. Es gesellten sich alsbald auch die Krämpfe, Zurückhalten des Urins etc. hinzu, die Krankheit hatte innerhalb zwölf, höchstens vier und zwanzig Stunden ihre Akme erreicht, und der Kranke starb, wenn es zum Tode gehen sollte, am zweiten, spätestens am Morgen des dritten Tages. Ja, auch dies ist noch nicht einmal die rapideste Art des Verlaufes, die ich hier beobachtet habe. Es sind mir Kranke vorgekommen, wo kaum einige Ausleerungen den Eintritt der Krankheit bezeichneten, wo sie sich vielmehr innerhalb einer Stunde bis zu ihrer höchsten Akme entwickelt hatte. Kein Puls an der Hand, keine Wärme am ganzen Körper zu fühlen, livide Farbe des Gesichts und der Extremitäten, *facies cholerica* im höchsten Grade, die Augen weit und starr geöffnet, keine Ausleerung irgend einer Art, der ganze Körper in einem Zustande von Erstarrung, der nur durch das periodische Eintreten krampfhafter Verziehungen unterbrochen wurde, das Bewufstsein erloschen, und Zeichen von Empfindung nur auf starke Hautreize erfolgend, z. B. auf Anwendung fast siedend heifser Umschläge auf den Leib — in sechs bis sieben Stunden der Tod.

Dieser Form der Krankheit stehen als Gegenbild solche Fälle zur Seite, die sich von einem sporadischen Brech-Durchfall etwa nur dadurch unterscheiden, dafs nach verausgegangener Aufregung des Gefäfssystems der Puls auf eine Zeit lang klein und matt, die Haut trocken und kühl wird, ein gewisses Ziehen in den Extremitäten als Andeutung der Krämpfe, und mitunter noch eine ungewöhnlich sparsame Absonderung des Urins eintritt.

Nicht selten bleibt der Arzt auch im Zweifel, ob er es hier mit der wirklichen Cholera zu thun gehabt hat.

Ueber das numerische Verhältniſs der von der Krankheit Ergriffenen, Genesenen und daran Gestorbenen bin ich leider nicht im Stande eine irgend genügende Uebersicht zu geben. In Biala, wo sich ein Hospital von ungefähr dreihundert kranken und verwundeten Soldaten befanden, belief sich die Zahl der Cholera-Kranken (Soldaten nämlich) im Durchschnitt auf dreiſsig bis vierzig, von denen täglich fünf bis sechs starben. In Siedlie, wo an 3000 Soldaten in den Hospitälern lagen, und auſserdem in der Umgegend eine groſse Menge von Truppen im Lager stand, erhielt sich die Anzahl der Cholera-Kranken, während 10 Tagen, die ich daselbst zubrachte, immer auf 300, von denen täglich 30 bis 40 begraben wurden. Im Allgemeinen glaube ich, daſs man der Wahrheit ziemlich nahe kömmt, wenn man annimmt, daſs mehr als ein Drittel, vielleicht die kleinere Hälfte, der von der Krankheit Ergriffenen, ihr zum Opfer falle.

Ueber das eigentliche Wesen der Krankheit irgend eine Meinung zu wagen, habe ich vielleicht um so weniger das Recht, als ich keine Sectionen anzustellen Gelegenheit fand. Indessen kann ich nicht umhin, wenigstens mit einigen Worten anzudeuten, was sich mir durch vielfältiges, genaues Beobachten der Symptome und des Verlaufes zur innern Ueberzeugung über diese Krankheit gestaltet hat. Ich kann nemlich die Cholera unmöglich den Krankheiten zugesellen, in denen ein einzelnes Organ Sitz des Uebels ist, und alle anderweitig sich äuſsernden Erscheinungen nur als Reflexe dieser örtlichen Affection auf die Totalität des Organismus zu betrachten sind. Dies mag um so befremdender klingen, je deutlicher das Haupt-Symtom der Krankheit, der Brechdurchfall, auf eine Affection des Darmkanals, sei es eine Entzündung, Krampf oder Paralyse, hinzuweisen scheint. Indessen ist hierbei in Betracht zu ziehen, dafs in den meisten Beschreibungen der Ärzte, dem Brechdurchfall, als dem augenfälligsten Symptome der Krankheit, ein viel zu grofses Gewicht im Verhältnifs gegen andere Erscheinungen derselben geliehen wird. In meinen Augen wenigstens sind die Krämpfe der Extremitäten, die gänzlich cessirende Secretion des Urins und ganz besonders die bis zur völligen Pulslosigkeit gesteigerte Irregularität in der Circulation des Blutes eben so wichtige und eigenthümliche Erscheinungen der Krankheit, als die vielbesprochenen Ausleerungen des Darmkanals, die man sich (um sogleich diesem Einwurf zu begegnen) in der Mehrzahl der Fälle keinesweges von so übermäfsiger Häufigkeit vorstellen darf, dafs etwa erst aus der dadurch bewirkten Erschöpfung das Eintreten jener andern Symptome abzuleiten wäre. Im Gegentheile haben wir gesehen, dafs gerade in der am raschesten verlaufenden, tödtlichsten Form der Krankheit die Ausleerungen des Darmkanals oft ganz gegen die übrigen Symptome der Krankheit zurücktreten. Ich kann bei dieser Gelegenheit nicht umhin, noch einmal auf das merkwürdige Symptom der Pulslosigkeit zurück zu kommen. Denn es ist in der That das Auffallendste, Wunderbarste, was ich in der Welt der nosologischen Erscheinungen kenne, einen Menschen, der sich noch mit einer gewissen Kraft in seinem Bette bewegt, der ohne Anstrengung spricht und schluckt, dessen ganzer *Habitus* überhaupt noch einen gewissen Grad von Lebenskraft verräth, diesen ganz ohne Puls zu finden! und eben diese Erscheinung ist es auch, die mich ganz vorzüglich in der Meinung befestigt, dafs nicht ein einzelnes Organ, am wenigsten der Darmkanal der Sitz der Krankheit sei, sondern dafs ein gröfseres System des Körpers von dem Miasma der Krankheit ergriffen werde, und dafs, wenn ja diese Affection von der Art wäre, dafs sie sichtbare Spuren in der Leiche hinterliefse, diese am ersten noch im Rückenmarke oder im Ganglien-System zu suchen seien*).

Nachträglich habe ich noch über das Symptom der gehemmten Urin-Ausscheidung zu bemerken, dafs dasselbe seinen Grund nicht sowohl in einer krampfhaften Verhaltung des Urins in der Blase, als vielmehr in einer aufgehobenen Secretion desselben in den Nieren zu haben scheint. Es spricht dafür einerseits der Umstand, dafs man bei Sectionen die Blase öfters leer, klein und zusammengezogen gefunden hat, andrerseits die Beobachtung, dafs gar keine Schmerzen und Beschwerden mit dieser uneigentlich sogenannten Harnverhaltung verbunden sind, wenigstens nicht zu Anfange; und wenn sie späterhin eintreten, sind sie schon die Vorboten der wiederkehrenden Harn-Ausscheidung, was sich auch in der That leicht begreifen läfst, wenn man bedenkt, dafs auf die Blase, nachdem sie eine Zeit lang ihres gewohnten Contentums entbehrt hat, der neu hinabträufende Urin, für den ersten Moment wenigstens, als ungewohnter Reiz wirken mufs**).

Auch diese Erscheinung weist, so betrachtet, auf das deutlichste auf ein allgemeineres Ergriffensein des Orga-

---

*) Bei meiner Rückkehr nach Deutschland habe ich mich gefreut, eine ähnliche Ansicht in der kleinen Schrift des Herrn Etats-Rath v. Loder „Ueber die Cholera-Krankheit, ein Sendschreiben J. Ch. v. Loder's etc. Königsberg 1831, bei Bon." S. 38. sq. ausgesprochen zu finden.

**) Ob es sich mit der Secretion der Galle ebenso verhalte, ist wohl noch zu bezweifeln, da zwar auf der einen Seite die Aus-

nismus, wenigstens auf das Erkranken eines gröſsern, durchgreifenderen Systems desselben hin.

Ob die Cholera contangiös sei oder nicht, ist ein Punct, der schon lange unter den Ärzten bestritten wird, wahrscheinlich noch eben so lange und länger bestritten werden wird, und dennoch vielleicht immer unentschieden bleibt. Man gelangt in solchen Dingen leichter zu einer persönlichen Ueberzeugung, als zu einer fest begründeten, auf unwiderlegliche Beweise gestützten Ansicht, die man auch Andern zu der ihrigen machen kann. Unter den russischen Ärzten findet man sehr allgemein die Meinung verbreitet, daſs die Cholera nicht ansteckend sei, indessen ist dies bei sehr Vielen eine theoretische Ansicht ohne practische Kraft, denn sie vermeiden es trotz derselben auf das sorgfältigste, mit einem Cholera-Kranken in irgend eine körperliche Berührung zu gerathen. Ich habe die persönliche Ueberzeugung, daſs es ein Contagium der Cholera gebe, und eine Uebertragung der Krankheit von Individuum zu Individuum existire, indessen scheint mir das Contagium nicht von groſser Intensität zu sein, und namentlich glaube ich nicht, daſs es sich ohne eine ganz besondere Receptivität durch eine kurze, vorübergehende Berührung des Kranken so leicht mittheilen sollte. Ich habe daher ohne Scheu täglich vielen Kranken den Puls gefühlt, und ihren Unterleib untersucht. Dagegen bin ich der Meinung, daſs ein längerer Aufenthalt in der Nähe des Kranken oder gar das

---

leerungen, wenn auch nicht immer im ersten Stadium, so doch gewiſs auf der Höhe der Krankheit wäſsrig und ungefärbt sind, und es sogar als ein Zeichen der Besserung anzusehen ist, wenn sich wieder Galle darin zu zeigen anfängt, auf der andern jedoch bei angestellten Sectionen die Gallenblase nicht leer, sondern, so viel ich weiſs, immer angefüllt gefunden worden ist.

Bewohnen eines gemeinsamen Zimmers selbst ohne körperliche Berührung gefährlich sei. Denn ich glaube, daſs die den Kranken umgebende Atmosphäre sich allmählig mit dem Contagium der Krankheit erfülle, und der Organismus einer anhaltenden Einwirkung desselben auf die ganze Haut- und Lungen-Oberfläche schwerer widerstehen, als einem vorübergehenden Contact, der nur einen kleinen Theil derselben trifft. Daher habe ich auch meinen Aufenthalt in einem Cholera-Hospitale immer möglichst kurz einzurichten gesucht, und jeden überflüssigen Zeitverlust durch Gespräch mit andern Ärzten etc. sorgfältig vermieden. Ja es ist mir sogar vorgekommen, als ob ich den widrigen Einfluſs einer solchen Atmosphäre auf meinen Körper deutlich empfunden hätte, indem es mir einigemale in den Cholera-Hospitälern geschehen ist, daſs ich mich ohne irgend von einer Gemüthsbewegung befangen zu sein, von einem Fieberschauer durchrieselt fühlte, und darin schon den Moment der Ansteckung zu erkennen wähnte. Vielleicht war es im Gegentheil ein *molimen* der *vis naturae medicatrix*, die sich gegen den eindringenden feindlichen Stoff vertheidigte, und ihm durch einen porenverschlieſsenden Hautkrampf das Eindringen in den Organismus wehrte. Auch eine irgend anhaltende Beschäftigung mit den Leichen solcher, die an der Cholera gestorben, scheint mir nicht ohne Gefahr zu sein: wenigstens habe ich zu Biala die Erfahrung gemacht, daſs von den Soldaten, die das Geschäft hatten, die Leichen der Cholera-Kranken fortzuschaffen, vier in ganz kurzer Zeit ein Opfer derselben wurden.

Indem ich mich hier für die Existenz eines Cholera-Contagiums erkläre, muſs ich sogleich beschränkend hinzufügen, daſs ich damit keineswegs die Meinung ausgesprochen haben will, daſs überhaupt die Verbreitung der

Cholera, ihr Fortschreiten von einem Orte zum andern nur auf contagiösem Wege geschehe. Die Existenz eines Contagiums schliefst keineswegs einen ursprünglich und selbst fortdauernd miasmatischen Character der Krankheit aus, und hält man die offenbar geringe Intensität des Contagiums (wenn man dasselbe annimmt) mit dem raschen, unaufhaltsamen Fortschreiten der Krankheit zusammen, so scheint es fast wahrscheinlicher, dafs ihre Verbreitung im Grofsen und Ganzen auf miasmatischem Wege geschehe, wenn auch im Einzelnen oft eine Mittheilung durch Contagiosität statt finden mag.

Nehmen wir nun eine solche zweifache Verbreitungsart der Cholera an, so ergiebt sich von selbst, dafs während wir der miasmatischen eine feste, unabänderliche, durch uns unbekannte Einflüsse bestimmte Richtung zuschreiben müssen, die contagiöse vielmehr durch locale Verhältnisse nicht nur auf mannigfache Weise begünstigt oder beschränkt, sondern auch in verschiedene, von der Linie der miasmatischen Fortschreitung abweichende Richtungen geleitet werden könne. So herrscht z. B. in Polen die Cholera überall, wo russische Truppen stehen, und wenn sie sich späterhin auch unter den Polen allgemein verbreitet hat, so fehlt es ja zwischen zwei im Kampfe begriffenen Armeen nicht an Berührungspuncten, die eine Mittheilung durch Ansteckung möglich machen. Werfen wir aber unsern Blick theils auf die gegenwärtige Lage, theils auf manche habituelle Verhältnisse dieses Landes, so finden wir darin auch gar Vieles, was die contagiöse Verbreitung einer Krankheit im hohen Grade begünstigen mufs. Wir sehen hier, um nur auf Einiges aufmerksam zu machen, einerseits eine grofse Menge von Truppen zum Theil in kleine Städte enge zusammengedrängt, zum Theil im Lager unter freiem

Himmel und auf feuchtem Boden bivouaquirend, zum Theil endlich krank und verwundet zahlreiche, obgleich im Ganzen gut eingerichtete Hospitäler füllend; auf der andern Seite findet man im Lande eine Menge von kleinen Städten, fast ausschliefslich von Juden bewohnt, die in gröfstem Schmutze, gröfster Unreinlichkeit, in engen schlechten Wohnungen dicht auf einander gedrängt ein erbärmliches ekelhaftes Leben führen. Das sind Verhältnisse, die die allgemeine Receptivität des Organismus für jeden Krankheitsstoff in hohem Grade steigern müssen, und dadurch einem an und für sich schwachen Ansteckungsstoffe eine relative Stärke zu geben vermögen, aus der sich die gröfsten Wirkungen erklären lassen. Indessen will ich es dennoch auf keine Weise mit Bestimmtheit auszusprechen wagen, dafs sich die Cholera vorzugsweise nur durch Ansteckung verbreitet habe. Denn es ist, wie gesagt, aufserordentlich schwer, über diesen Punct zu einer sichern Entscheidung zu gelangen, und selbst der Kampf mit Beispielen führt hier nicht leicht zum Ziele; denn fängt man an, sie zu sammeln, so findet es sich nur gar zu bald, dafs man zehn Beispielen der scheinbar gewissesten Ansteckung immer eben so viele der befremdendsten Nichtansteckung entgegenstellen kann. Haben wir es doch in neuester Zeit erlebt, dafs man die Existenz fast aller Contagien, selbst der allerheftigsten (wie das der Pest und Syphilis), an deren Vorhandensein man Jahrhunderte lang mit unerschütterlicher Festigkeit geglaubt hatte, angegriffen und in Zweifel gezogen hat, und dafs die Meinungsverschiedenheit darüber auch diesen Augenblick noch nicht wieder ausgeglichen ist. Je mehr also der medicinische Zeitgeist, dafs ich mich dieses Ausdrucks bediene, wie es jetzt offenbar der Fall ist, gegen die Contagien gerichtet ist, um so vorsichtiger müssen wir sein in der Annahme alles dessen, was uns gegen ein einzelnes derselben vorgebracht wird.

Die Behandlung der Cholera ist gegenwärtig die Aufgabe der Medizin, und wahrlich eine nicht leicht zu lösende. Der eigentliche Sitz, die innere Natur der Krankheit sind uns, wie wir oben gesehen haben, noch unenthüllt. Es ist aber auch so schwer, ihr nur im allgemeinen einen gewissen Character abzugewinnen! Alle jene Begriffe von sthenisch und asthenisch, inflammatorisch, erethisch, spasmodisch, nervös und putride, die uns sonst in der Behandlung acuter Krankheiten leiten, wenn wir sie nicht auf die bestimmte Affection eines einzelnen Organs zu reduciren vermögen, — sie scheinen, an das Bild und den Verlauf der Cholera gehalten, alle keine rechte Anwendung zu finden. Es zeigt sich wohl hie und da von dem Einen und dem Andern eine Spur, aber auf keine Weise können wir sagen, daſs in irgend Einem derselben oder nur in einer Combination mehrerer der Grundcharacter der Krankheit ausgesprochen sei. Sie steht unter allen ihren Schwestern so isolirt und eigenthümlich da, daſs uns selbst alle Analogie im Stiche läſst. Es bleiben also nur noch zwei Quellen übrig, aus denen wir schöpfen können. Beobachtung der Naturhülfe und die bisherige Erfahrung. Um zuerst der letztern zu erwähnen, so hat sie bis dahin nicht allzuglänzende Resultate geliefert. Die Sterblichkeit unter den Cholera-Kranken ist theils überall bedeutend, theils überall so ziemlich dieselbe gewesen. Die Engländer waren bekanntlich die ersten europäischen Ärzte, die die Cholera zu behandeln Gelegenheit hatten. Sie rühmen den Aderlaſs, den reichlichen, fast überschwenglichen Gebrauch des Calomels, das Opium, nur äuſserlich Ableitungsmittel und feuchte Wärme. Indessen Klima und Lebensweise sind in jenen

Gegenden, wo sie die Cholera behandelten, so ganz und gar abweichend und verschieden, dafs wir nur mit Vorsicht dort gemachte Erfahrungen bei uns in Anwendung ziehen können. Aber auch die Ärzte der russischen Armee eröffnen gewöhnlich die Behandlung der Cholera mit einer Venaesection, indessen kann ich nicht sagen, dafs ich je einen auffallenden Erfolg davon gesehen hätte. Frägt man nach dem Zwecke, zu welchem in dieser Krankheit ein Aderlafs anzustellen sei, so wird man mir zugeben, dafs hier von seiner antiphlogistischen Wirkung nicht viel zu erwarten sei. Es kann aber noch eine andere, zwiefache Absicht dabei in Betracht kommen, nemlich entweder eine Quantität des in der Cholera allerdings verderbten, schwarz aussehenden, theerartig verdickten Blutes zu entfernen, oder dadurch, als durch ein revulsorisches Mittel, die in so hohem Grade gestörte Circulation des Blutes wieder herzustellen. Die leztere scheint mir die wichtigere zu sein, und ich glaube, dafs allerdings in dieser Beziehung der Aderlafs von grofsem Nutzen sein könne, vorausgesetzt, dafs er zur rechten Zeit, ja ich möchte fast sagen, im strengsten Sinne des Wortes, zur rechten Stunde unternommen werde. Denn zu Anfange der Krankheit angestellt (wir legen hier die oben geschilderte mittlere Form zu Grunde) wird er den Kranken schwächen, ohne wahrscheinlich der erst später eintretenden Störung des Blutumlaufs vorzubeugen. Ist sie aber bereits so weit eingetreten, dafs der Puls an der Hand verschwindet, so fliefst auch wie ich mich öfter mit eignen Augen davon überzeugt habe, aus der geöffneten Vene kein Blut. Es ist also vielmehr der Zeitpunkt zu wählen, wo sich die ersten Zeichen des gestörten Kreislaufs bemerkbar machen, und nicht ein voller, beschleunigter Puls, wenn er im ersten Stadium der Krankheit Statt findet, giebt uns in der Cholera eine Indication zur Venaesection (er kann uns nur zum Maſsstabe dienen, wie weit wir etwa nachher in der Menge des zu entlassenden Blutes gehen dürfen), sondern vielmehr der kleine, sinkende, matter werdende muſs uns dazu bestimmen, da wir wissen, daſs er hier nicht sowohl Zeichen der sinkenden Kraft, als vielmehr der aus ihrem Gleichgewichte gebrachten Circulation des Blutes ist. In jener heftigeren Form aber, wo sich die Krankheit, mit Ueberspringung des ersten Stadiums, urplötzlich bis zu ihrer höchsten Akme entwickelt, da ist freilich keinen Augenblick mit dem Aderlaſs zu säumen, und man muſs sich glücklich schätzen, wenn man nicht schon zu spät kömmt, um das Blut noch zum Flieſsen zu bringen. In diesen Fällen aber sowohl, als in den vorher erwähnten, wenn in ihnen die Krankheit dieselbe Höhe erreicht, kann noch ein zweites Mal eine Indication zum Aderlaſs eintreten, und zwar dann, wenn es durch andere, unten näher zu bezeichnenden Mittel gelungen ist, in den äuſsern Theilen einige Thätigkeit zu erwecken, so daſs wieder eine geringe Wärme in der Hand und ein schwacher Puls an der *Brachialis* zu fühlen ist. Hier kann ein vorsichtiger Aderlaſs sehr viel zur Beförderniſs der noch trägen, zögernden Circulation des Blutes beitragen, indem er theils der neu sich regenden Kraft der Gefäſse durch Verminderung der verhältniſsmäſsigen zu reichlich darin enthaltenen Blutmenge zu Hülfe kommt, theils durch das Andringen des Blutes gegen die geöffnete Stelle die Strömung desselben in den Gefäſsen begünstigt. Das Calomel habe ich von den russischen Ärzten nur selten, und wenn es der Fall war, fast nur auf meine Veranlassung in Gaben von 10 bis 12 Gr. in Gebrauch ziehen sehen. Indessen geschah dieses theils nicht oft genug, theils bin ich der wirklichen und pünktlichen Darreichung desselben von Seiten der Krankenwärter zu wenig sicher, um über seine Wirkung irgend ein Urtheil fällen zu wollen. Das Opium wurde gleichfalls nicht häufig und immer nur in kleinen Dosen als Zusatz zu schleimigen Mixturen gegeben. Sehr allgemein wurde hingegen als zweites Hauptmittel feuchte Wärme angewendet. In den Hospitälern begnügte man sich, den Kranken grofse Tücher zwei- bis viermal zusammengelegt, in fast heifses Wasser getränkt auf den Leib zu legen. In Privathäusern, wo eine gröfsere Sorgfalt beobachtet werden konnte, setzte man den Kranken in ein warmes Bad, hüllte dann den ganzen Körper in Flanell, der mit erwärmten aromatischen oder kampferhaltigen Flüssigkeiten getränkt war, liefs dazwischen den Kranken mit erwärmtem trocknen Flanell über den ganzen Körper frottiren, gönnte ihm dann eine Zeit lang Ruhe, nahm aber hernach jene Operationen von Neuem vor, und fuhr damit anhaltend und beharrlich fort, bis es endlich gelungen war, eine natürliche Wärme auf der Oberfläche hervorzurufen, und die ersten Spuren der beginnenden Transpiration sich zeigten.

Auf eben diesen Punkt weiset uns auch die Beobachtung der Naturhülfe hin. Ist es der Natur erst gelungen, die Circulation des Blutes in den äufsern Theilen so weit wieder herzustellen, dafs der Puls fühlbar, die Haut feucht und schwitzend wird, so ist die Krankheit gebrochen, und die Genesung erfolgt in glücklichen Fällen bei ungestörter Entwickelung der Transpiration unglaublich schnell. In der That mufs ich auch gestehen, dafs wenn ich je von ärztlicher Behandlung der Cholera einen auffallenden Erfolg gesehen zu haben glaube, es nur in solchen Fällen gewesen ist, wo man auf die oben beschriebene Art mit Ausdauer und Beharrlichkeit durch äufsere Mittel die Thätigkeit der Haut zu erwecken suchte. Ich würde auch auf keine Weise dazu rathen, die Wirksamkeit dieser äufsern Mittel durch den innern Gebrauch flüchtiger, reizender *Diaphoretica* unterstützen zu wollen. Denn wenn ich auch überzeugt bin, dafs keine Entzündung des Darmkanals bei der Cholera Statt finde, so ist doch immer gewifs, dafs dieses Organ sich in einem gereizten Zustande befinde, und schon der Umstand, dafs, wie wir oben gesehen haben, in Folge der Cholera nicht selten Darmschleimhaut-Entzündungen sich entwickeln, mufs uns darauf aufmerksam machen, nicht solche Mittel auf dieses Organ anzuwenden, durch die wir ähnliche Zustände, vielleicht gar noch während der Dauer der Cholera als verderbliche Complication herbeiführen könnten.

Alles, was ich von innern Mitteln mit einiger Ueberzeugung empfehlen möchte, wäre im ersten Stadium (also in der gelindern Form der Krankheit) der stündliche und halbstündliche Gebrauch der Brausepulver oder der *pot. River.* Die leztere bei sehr häufigem Durchfall allenfalls noch mit schleimigen Mitteln und einem verhältnifsmäfsigen Zusatze von *Tr. opii* verbunden. Zum Getränk könnte man daneben einen Thee aus *herb. Menth. pip. flor. Sambuc. rad. Alth. ana* oft, aber immer nur in kleinen Quantitäten auf einmal gebrauchen lassen. Im zweiten Stadium der Krankheit oder in der heftigeren Form derselben wüfste ich wahrlich nicht, von welchem innern Mittel unsers ganzen Heilschatzes ich mir irgend grofse Erwartungen machen möchte, und es bliebe hier immer noch, bis neue Erfahrungen uns etwas anders lehren, die freilich rein empirische, aber von den

Engländern gerühmte reichliche Anwendung des Calomels und Opiums, wenigstens versuchsweise in Gebrauch zu ziehen. Daneben wäre auch hier der genannte Theé zu benutzen *).

Wohl aber möchte ich den genannten äufsern Mitteln noch einige hinzufügen, von deren Wirksamkeit vielleicht etwas zu erwarten wäre, und zwar vor allen Dingen das Dampfbad, zu dessen einfacher und bequemer Veranstaltung wir dem Herrn Professor Dzondi eine, wenn ich nicht irre, sehr zweckmäfsige kleine Maschine verdanken. Er hat davon in seiner Schrift „Was ist Rheumathismus und Gicht?" Halle bei Schwetschke und Sohn, 1829, (s. Seite 38 bis 84 und 180.) eine Abbildung und genaue Gebrauchsanweisung gegeben. Im Wesentlichen ist es ein kleiner blecherner Kessel und darüber ein Helm, dessen Schnabel frei mit einem *Lumen* von $\frac{1}{4}$ Zoll endigt. Durch eine Spiritus-Lampe wird das Wasser in dem Kessel bis zum Sieden erwärmt. Der Kranke bleibt in seinem Bette, und es wird nur durch einige Tonnenreife, über die man eine Wachsleinwand und ein Paar wollene Decken ausbreitet, ein freier Raum um seinen Körper gebildet, in den man den Schnabel der Maschine hineinleitet, und der auf diese Weise eine halbe bis ganze Stunde mit heifsen Wasserdämpfen angefüllt erhalten wird. Gewifs ist dies eins der kräftigsten Mittel zur Erweckung der Transpi-

---

*) In Warschau empfiehlt man, wie ich mündlich vernommen habe, viertelstündlich ein Glas Pfeffermünzthee zu trinken, bis acht solcher Gläser verbraucht sind. Dieses Mittel ist offenbar ein Kind der Cadet de Vaux'schen Wasserkur, das man allerdings in einer Krankheit wie die Cholera schon eher als bei der Arthritis wagen dürfte. Ohne Zweifel zweckt es auf starke Hautausdünstung ab.

ration, und zwar ohne irgend mit Anstrengung oder Gefahr der Erkältung für den Kranken verbunden zu sein. Ferner möchte ich zu den warmen Formentationen auf den Unterleib und um die Extremitäten, ja selbst zu Einhüllungen des ganzen Körpers, mit Ausnahme des Kopfes, einen kräftigen Aufguſs des Senfsamens, allenfalls noch mit einem Zusatz von Essig und aromatischen Kräutern empfehlen, indem ich glaube, daſs die Wirkung der Wärme in Verbindung mit der gelinde rothmachenden (d. i. das Blut gegen die Oberfläche lockenden) des Senfes in so weiter Ausdehnung über die Oberfläche des Körpers hier von groſsem Vortheile sein dürfte.

Ueberblicken wir die ganze Reihe dieser Mittel, so müssen wir uns leider gestehen, daſs die meisten derselben nur symptomatisch, mehrere rein empirisch, einige andere wenigstens den Heilbestrebungen der Natur entsprechend sind. Es ist aber freilich auch unmöglich, daſs wir schon eine wirklich rationelle Behandlung einer Krankheit besitzen sollten, deren innere Natur uns noch ein Räthsel ist, und das bedrohte Europa könnte wohl mit Recht demjenigen ein *Eris mihi magnus Apollo* zurufen, der ihm davon die sichere Lösung, und was sich daran knüpfen würde, versprechen möchte.

Geschrieben im Mai 1831.

MIX
Papier | Fördert
gute Waldnutzung
FSC® C083411

Zeitfracht Medien GmbH
Ferdinand-Jühlke-Straße 7
99095 Erfurt, Deutschland
produktsicherheit@kolibri360.de